Magnant de la Belle Etoile

MÉDECINE
HOMŒOPATHIQUE

NOUVEAU MANUEL DE SANTÉ,

OU

RÉSUMÉ SUCCINCT D'UN OUVRAGE IN-OCTAVO, CONTENANT PLUS DE MILLE GUÉRISONS EXTRAORDINAIRES

obtenues

AUX CONSULTATIONS GRATUITES DU DISPENSAIRE MÉDICAL DE SAINT-GERMAIN,

Par une Société de Docteurs en Médecine de la Faculté de Paris;

sous la direction de

M. Magnant de la Belle Étoile,

constatant

la supériorité du traitement homœopathique dans les maladies chroniques de poitrine, de la peau, de la vessie, etc

Consultations gratuites

tous les jours, le dimanche excepté, DE MIDI A QUATRE HEURES

CONSULTATIONS PARTICULIÈRES

DE QUATRE A CINQ HEURES, A PARIS, AU DISPENSAIRE MÉDICAL DE ST-GERMAIN, RUE DU FOUR-ST-GERMAIN, 37.

Traitement par correspondance.

(Affranchir les lettres.)

PARIS,

IMPRIMERIE DE BOURGOGNE ET MARTINET,

RUE JACOB, 30.

1846.

PRÉLIMINAIRES.

Depuis longtemps se faisait sentir la nécessité d'un établissement spécial pour le traitement des maladies chroniques par l'*homœopathie*. L'insuffisance de la médecine actuelle laissait périr des milliers de victimes ; une découverte, dont on prévoit les conséquences sans pouvoir lui assigner de limites, est heureusement venue mettre un terme aux affreux ravages qu'une destruction incessante et inévitable faisait dans tous les rangs de la société. Après quinze années d'efforts pour coordonner les observations, les faits et les systèmes médicaux classiques, n'ayant trouvé qu'erreurs, contradictions et incertitudes, nous sommes restés dans un tel chaos, qu'en médecins consciencieux nous ne pouvions l'accepter. L'intérêt de la science et de l'humanité nous prescrivait des recherches devant lesquelles nous n'avons pas dû reculer. La prévention de la routine, le ridicule qu'elle cherche à déverser sur toutes les innovations, ne pouvaient arrêter des hommes dont les travaux avaient pour mobile le rétablissement et la conservation de la santé des malheureux malades. Le positif Hahnemann avait établi un principe vrai et irrécusable ; nous avons élaboré son œuvre, et les résultats les plus brillants ont couronné notre persévérance et nos veilles; en un mot, nous avons arraché à la mort une foule de victimes que d'autres médecins célèbres lui avaient honteusement abandonnées.

Les innombrables guérisons que nous avons obtenues, et celles que nous opérons journellement sur les nombreuses victimes de traitements dits *chimiques*, *dépuratifs* ou *naturels*, traitements prônés par d'impudents charlatans, dont les consultations et les lettres écrites aux malades attestent la plus grossière et la plus coupable ignorance, les succès miraculeux que nous avons consignés dans notre traité des maladies chroniques où sont développés nos principes, attestent suffisamment l'infaillibilité et la supériorité de nos moyens sur tous ceux employés jusqu'à ce jour, et dont nous démontrons clairement aux malades la nullité, les inconvénients ou les dangers.

Un mot sur notre nouvelle doctrine.

Lorsqu'un principe survit aux attaques de ses nombreux et intéressés détracteurs, lorsqu'il n'a pu être étouffé par l'envie, la jalousie, et toutes les passions que son apparition a soulevées contre lui, il faut qu'il soit vrai, et que tôt ou tard la science lui ouvre ses portes. Ce principe vrai posé par Hahnemann, et dont de trop dociles confrères ont adopté sans examen tous les développements, nous a fourni une base fixe sur laquelle nous avons fondé un système soumis à des règles mathématiques dont l'exactitude ne laisse rien à désirer. Nous avons proscrit ces traitements barbares, dont l'effet est d'augmenter l'activité du mal en affaiblissant la nature; les sétons, cautères et moxas, moyens infernaux qui semblent inventés par les ennemis de l'humanité, sont exclus de notre pratique. Le règne des sangsues, des ventouses et des saignées est passé. Le temps n'est plus où, pour paraître médecin consommé, il suffisait de connaître la veine qu'il fallait piquer; le temps n'est plus où l'on faisait couler à flots le sang des malades sous le fallacieux prétexte d'une guérison prochaine.

Nous sommes loin, cependant, de condamner d'une manière générale les travaux de nos devanciers; leurs œuvres ont été par nous souvent mises à contribution, et en parcourant le vaste champ que tant de siècles d'expérience ont fécondé, nous avons éliminé l'ivraie pour ne profiter que du bon grain : semblables à l'abeille qui puise sur chaque fleur de quoi composer son miel, nous avons pris dans chaque méthode ce qu'elle avait de rationnel, de vrai, pour composer notre nouvelle médecine homœopathique, et poursuivant la rude tâche que nous nous étions imposée, nous avons voulu que nos traitements reposassent sur des données positives, sur la nature intime et le principe de chaque maladie, et que nos médicaments fussent des spécifiques qui combattissent directement le mal sans altérer la constitution, ni diminuer les forces des malades.

L'homœopathie, telle que nous l'avons établie, est la science des causes morbides, du mode d'action des médicaments et de leur application dans les maladies. Notre thérapeutique est toute rationnelle : si, d'un côté, la certitude qui préside à l'administration de nos médicaments et leur choix intelligent sont de sûrs garants du succès de nos médications, d'un autre côté, les soins et la prudence que nous apportons, soit à la préparation, soit à l'administration de nos remèdes, nous mettent à l'abri des accidents que la plupart des médecins occasionnent journellement. Tout le monde comprendra en outre que nos médicaments, prescrits à des doses excessivement faibles, sont exempts de tout danger et incapables d'affecter un organe sain, dont la sensibilité est infiniment moindre que celle de l'organe malade. Les doses minimes ont été souvent le sujet des attaques de nos adversaires, qui ne nous ont point pardonné d'avoir guéri un grand nombre de malades qu'ils avaient abandonnés, et dont ils avaient aggravé la position fâcheuse. La malveillance répète à l'envi que l'homœopathie doit, d'après l'étymologie grecque du nom que lui a donné son fondateur, produire des maladies semblables à celles qu'elle est destinée à combattre, et substituer ainsi une maladie à une autre ; cela n'est point, et les guérisons que nous opérons tous les jours sous les yeux de nos confrères jaloux ont suffisamment prouvé la nullité de cette assertion.

Des maladies chroniques et des principes sur lesquels reposent nos traitements.

Si la plupart des maladies chroniques ont été jusqu'à ce jour rebelles aux secours de l'art et ont fait le désespoir des malades et des médecins, cela tient 1° à l'ignorance des médecins sur les causes et la nature particulière de ces maladies; 2° à l'administration des remèdes impuissants ou pernicieux qu'on a l'habitude de leur opposer.

La cause générale des maladies chroniques réside dans un vice du sang et des humeurs de l'économie; ce viscère altère progressivement les organes et conduit pas à pas le malade à une mort inévitable, si on ne lui oppose à temps une médication rationnelle et sagement dirigée. Les altérations du sang ont reçu divers noms selon les causes qui y ont donné lieu; de là le virus tabifique ou pulmonique qui produit la phthisie ou consomption pulmonaire; les virus dartreux, les virus scrofuleux ou écrouelles, le virus syphilitique, rabique, psorique, etc., etc. Les virus différant entre eux par leur nature, par leurs causes, par leurs effets, exigent aussi des traitements variés dont le choix suppose de la part du médecin une sagacité qui ne peut être que le fruit d'une pratique longue, judicieuse et éclairée. En effet, le remède qui doit détruire le vice psorique sera inefficace quand il s'agira de combattre une maladie provenant des vices dartreux, goutteux, rhumatismal, etc. Enfin, avant de citer des faits et observations à l'appui de notre nouvelle méthode médicale, je terminerai ce chapitre en affirmant qu'il n'est aucun cas de maladies chroniques dont notre médecine homœopathique ne triomphe avec certitude, pourvu qu'on ait recours, avant que les forces vitales soient complétement épuisées, à un praticien habile et expérimenté ; car il est beaucoup de médecins qui disent traiter par la méthode homœopathique, et qui n'entendent rien à une médecine qui exige de la part du praticien les connaissances les plus approfondies en médecine et en thérapeutique.

Nous allons citer quelques observations de guérison, extraites de notre ouvrage in-octavo sur les maladies chroniques ; nous nous bornerons à quelques unes, mais elles seront suffisantes pour faire sentir les avantages immenses d'un traitement infaillible dans la pluralité des cas.

MALADIES DES FEMMES.

Flueurs blanches, pâles couleurs, chlorose.

De toutes les maladies des femmes, la plus fréquente est, sans contredit, l'aménorrhée (flueurs blanches).

Les personnes qui en sont affectées éprouvent en général des rêves pénibles, des maux de tête, des tiraillements dans les aines, dans l'estomac, de la pesanteur dans les jambes, des bouffées de chaleur, précédées de frissons ; chez quelques unes le flux menstruel est remplacé par les flueurs blanches : de là les maladies de matrice, les fausses couches, les infécondités, etc.

Madame B....., âgée de trente ans, demeurant rue Saint-Honoré, 371, était sujette depuis deux ans à de violentes douleurs de reins, à des tiraillements dans les aines et à des pertes blanches très abondantes; sa maigreur était extrême, et les digestions ne s'effectuaient qu'avec la plus grande difficulté. Traitée sans succès par plusieurs médecins célèbres, elle commençait à désespérer de sa guérison, lorsqu'elle vint réclamer nos soins. Elle avait à peine suivi notre traitement pendant un mois que les digestions devinrent faciles, les forces augmentèrent et les flueurs blanches cessèrent ; enfin en deux mois elle fut complétement guérie, et depuis cette époque elle a toujours joui d'une santé florissante.

Maladies du sein.

Madame V. T..., des environs de Tours, âgée de trente-sept ans, d'un tempérament lymphatique, portait depuis dix mois une grosseur très douloureuse dans le sein droit. Quatre chirurgiens l'avaient traitée, et tous avaient jugé l'opération indispensable. Soumise à notre traitement, trois mois ont suffi pour la guérir radicalement d'une maladie qui semblait ne devoir céder qu'à une opération douloureuse.

MALADIES DE LA PEAU

Dartres, teigne, etc.

M. T. F..., atteint d'une dartre rongeante qui menaçait de détruire la joue, le nez et la lèvre supérieure, avait subi en vain pendant quatre ans, les traitements divers de douze médecins, sans avoir éprouvé le moindre soulagement. Désespéré de se voir voué à une difformité pareille, il consentit, d'après le conseil d'une personne qui nous connaissait, à venir nous trouver : il fut guéri en six mois à l'aide de notre méthode.

M. P. B...., demeurant faubourg Saint-Antoine, 247, âgé de quarante-neuf ans, d'un tempérament bilioso-sanguin, s'étant toujours bien porté, fut affecté en 1842 d'une éruption sur la face antérieure du col et de la poitrine, de plusieurs taches jaunâtres et de diverses dimensions, et accompagnées de démangeaisons très incommodes. Après deux années employées à des traitements inutiles, il eut recours à notre traitement, qui en moins de six mois en opéra la guérison radicale.

Le comte de T. V. H., âgé de trente-huit ans, demeurant rue du faubourg Saint-Honoré, 67, fut affecté en 1831 d'une très vive démangeaison sur tout le corps, mais principalement à la partie externe des bras et des jambes; quelque temps après, il vit paraître aux deux coudes et aux genoux de petites dartres circulaires qui finirent par envahir toute la surface du corps; le visage seul fut épargné; l'épiderme tombait en écailles farineuses. C'est dans cet état qu'il se présenta à notre dispensaire. Soumis à notre traitement, la guérison eut lieu en quatre mois, et, depuis cette époque, il ne lui est jamais survenu aucun bouton sur le corps.

Madame E......, âgée de vingt-cinq ans, rue Saint-Martin, 120, à Paris, avait eu dans sa jeunesse des gourmes qui avaient disparu sans traitement à l'époque de sa première menstruation : il y a deux ans, elle vit apparaître à la partie postérieure des mains une dartre écailleuse, coriace, blanchâtre, qui lui occasionnait de violentes démangeaisons. L'emploi des moyens qu'elle mit en usage, loin de produire un effet favorable, avait considérablement altéré sa constitution. Nous fûmes obligés, eu égard à l'état de maigreur où elle se trouvait et à sa grande faiblesse, de la mettre pendant un mois à l'usage d'une nourriture substantielle, et de l'envoyer respirer l'air de la campagne. Sa santé s'améliora considérablement; elle reprit sa fraîcheur et son embonpoint, et lorsque nous la vîmes dans un état favorable, nous la soumîmes à notre traitement homœopathique, qui, en trois mois, opéra sa guérison d'une manière si complète, qu'il serait impossible aujourd'hui d'apercevoir la plus légère trace de l'affection pour laquelle elle était venue réclamer nos soins.

Rhumatisme chronique.

M. N. P., natif de Brest, âgé de soixante ans, d'un tempérament sanguin, né de parents qui n'avaient jamais eu la goutte, fut, dans un voyage qu'il fit en 1844, au mois de mars, atteint de douleurs rhumatismales très intenses, qui se portaient quelquefois aux bras, quelquefois aux jambes, et le forcèrent alors à marcher avec des béquilles. Son médecin, après avoir vainement essayé les sangsues, les saignées, les bains, les sudorifiques, le regarda comme incurable. Il nous écrivit, nous détailla son état, et nous lui promîmes sa guérison. Mis à l'usage de notre traitement anti rhumatismal, en moins de quinze jours sa guérison fut complète.

Goutte.

M. M. L..., négociant de Châteauroux, âgé de quarante-cinq ans, d'un embonpoint considérable, était atteint depuis huit ans de la goutte au pied gauche. Cette maladie lui laissait dans l'intervalle des accès une sensibilité qui lui rendait la marche excessivement pénible. Il nous écrivit pour réclamer nos soins ; nous fûmes assez heureux pour mettre fin à ses douleurs, en lui conseillant la liqueur curative et préventive de la goutte. La guérison s'est maintenue jusqu'à ce jour.

Dévoiement.

M. T. R..., ingénieur des ponts et chaussées, âgé de trente-six ans, avait toujours été doué d'un certain embonpoint ; en 1842, il fut affecté d'une dysenterie qui le retint au lit pendant six semaines, après quoi il entra en convalescence, et tout faisait présumer qu'il allait se rétablir entièrement; mais il n'en devait pas être ainsi, car il lui resta un dévoiement que rien ne pouvait arrêter; il allait à la garde-robe dix à quinze fois par jour, ce qui le réduisit en peu de temps à un tel état de faiblesse, qu'il ne pouvait plus continuer ses travaux. Voyant que tous les médecins consultés par lui n'avaient rien changé à son état, il nous écrivit pour réclamer nos soins; nous mîmes fin à ce dévoiement opiniâtre qui l'épuisait, et, ses digestions une fois rétablies, il ne tarda pas à recouvrer ses forces, et même son embonpoint, ainsi que nous avons pu en juger par nous-mêmes, lorsqu'il est venu nous remercier.

Vomissements.

M. T. A.., cultivateur du département de la Nièvre, à la suite de plusieurs maladies dont le détail serait trop long, en était venu au point de vomir tout ce qu'il prenait ; il ne supportait pas plus les boissons que les aliments les plus légers; il vomissait même des matières brunes, verdâtres, semblables à du chocolat ou à du marc de café; du reste la constipation était fort opiniâtre Comme il ne pouvait rien digérer, on était réduit à lui faire prendre du bouillon gras en lavement ; enfin, on vint nous consulter pour savoir s'il y avait quelque espoir de guérison. Nous réussîmes, en moins d'un mois à supprimer les vomissements et à rétablir les digestions. Cet homme a repris depuis longtemps ses travaux de cultivateur.

Scrofules ou humeurs froides.

Madame B..., quai de Paris, 20, à Rouen, avait été traitée inutilement pendant deux ans par plusieurs médecins, pour un engorgement lymphatique énorme, sous forme de tumeurs roulantes, s'étendant d'une oreille à l'autre et jusqu'aux clavicules. Soumise à notre traitement homœopathique, au bout d'un mois les tumeurs avaient diminué des deux tiers; enfin deux mois après il ne resta plus aucune trace des tumeurs pour lesquelles elle était venue réclamer nos soins.

Mademoiselle G... rue des Fourreurs, 19, à Paris, âgée de vingt-deux ans, d'un tempérament lymphatique, avait eu dès son enfance des glandes engorgées au cou. Cet engorgement dura jusqu'à l'époque de la menstruation et disparut alors comme par enchantement; un an plus tard il reparut de nouveau, des abcès se formèrent; un médecin les ouvrit, et il s'en écoula beaucoup de pus. La cicatrisation ne se fit pas, malgré tous les moyens employés par le médecin ordinaire de la malade; elle était au désespoir lorsqu'elle vint nous trouver. Nous la soumîmes à notre traitement; en un mois les ulcères furent cicatrisés; elle continua son traitement pendant deux mois, et depuis trois ans que la guérison a été opérée, elle s'est mariée et a toujours joui d'une santé parfaite.

M. M..., rue du faubourg Saint-Honoré, 109, âgé de trente-deux ans, avait eu dans son enfance des gourmes à la tête, et toutes les glandes du cou engorgées ; vers l'âge de quinze à seize ans tout disparut, et M. M... continua à se bien porter jusqu'à l'âge de vingt-huit ans, où des douleurs se manifestèrent au pied. Pendant six mois, le mal ne fit qu'augmenter, et lorsque nous le vîmes pour la première fois, nous reconnûmes une carie des os du pied de nature scrofuleuse. Soumis à notre traitement, il fut complétement guéri en six mois : aussi bénit-il le jour où il eut le bonheur de s'adresser à nous, et proclame-t-il avec reconnaissance les bienfaits du traitement homœopathique.

MALADIES DE POITRINE.

Phthisie pulmonaire, phthisie, pulmonie.

M. L. S..., âgé de trente-cinq ans, d'un tempérament sanguin, éprouvait depuis trois ans une toux très opiniâtre ; il avait considérablement maigri, crachait du sang, et était tourmenté par une toux continuelle, suivie d'une expectoration écumeuse. Il avait pendant la nuit des sueurs abondantes, éprouvait un sentiment d'oppression, douleur de tête qui augmentait par les efforts de la toux et qui ne lui laissait pas goûter un instant de repos. La percussion nous fit reconnaître de la matité sous la clavicule gauche ; le bruit respiratoire était sensiblement diminué. Il était d'une maigreur extrême lorsque nous fûmes appelés près de lui. Nous nous appliquâmes d'abord à rétablir les fonctions digestives, et nous parvînmes, en moins d'un mois, à calmer la toux, et bientôt sa guérison fut complète. Cet homme a repris ses couleurs habituelles, son embonpoint, et déclare ne s'être jamais aussi bien porté.

Nous engageons les malades qui désireront avoir une idée plus complète et plus nette des maladies que nous guérissons tous les jours, telles que les maladies du cœur, anévrismes, palpitations, les maladies de poitrine, l'asthme, les catarrhes pulmonaires, les cancers, etc., etc., à consulter notre grand ouvrage sur les maladies chroniques, ou nos immenses dossiers, où sont insérées avec soin toutes les cures de notre pratique particulière. On comprendra facilement que la délicatesse et la bienséance ne nous permettent pas d'afficher, comme le font d'effrontés charlatans, les noms des personnes qui en font le sujet, et dont nous avons indiqué les initiales avec l'adresse et le numéro de leur demeure.

Nos consultations gratuites ont lieu tous les jours de midi à quatre heures, au dispensaire médical Saint-Germain, rue du Four Saint-Germain, 37, et nos consultations particulières de quatre à cinq heures.

www.ingramcontent.com/pod-product-compliance
Ingram Content Group UK Ltd.
Pitfield, Milton Keynes, MK11 3LW, UK
UKHW022211190726
13855UKWH00004B/1708

9 782013 465458